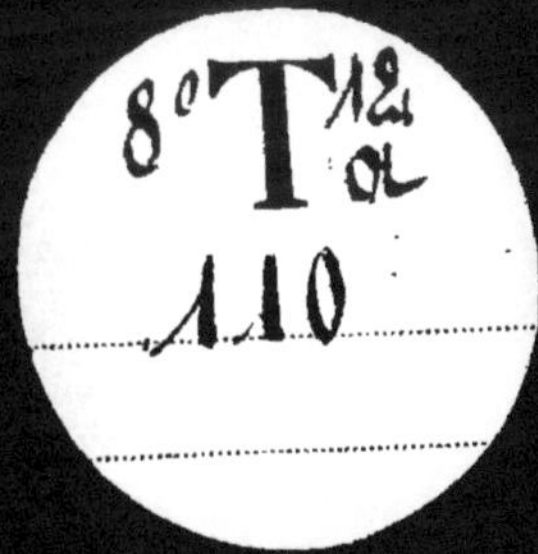

PRÉFACE

Il existe déjà un assez grand nombre de planches murales d'anatomie et de physiologie destinées à l'enseignement primaire et à l'enseignement secondaire. Si nous en offrons au public scientifique une nouvelle collection, c'est que nous avons pensé qu'il y avait encore quelque chose à faire pour arriver à la fois aux conditions de clarté nécessaire à un enseignement élémentaire et aux conditions matérielles de bon marché que réclament les budgets modestes de nos établissements d'instruction.

On nous accordera, en examinant nos figures, que si elles peuvent paraître supérieures aux unes ou inférieures aux autres, il est incontestable qu'elles ne ressemblent à aucune.

Elles se distinguent de leurs concurrentes par deux points : l'esprit qui a présidé à leur composition, le procédé même par lequel elles ont été fabriquées.

Les nouveaux programmes de l'enseignement public ont à juste titre rétabli dans nos écoles secondaires et primaires l'enseignement de l'histoire naturelle et des éléments de l'anatomie. Si les leçons du maître sont, sur ces sujets, purement didactiques, si aucune figure ne vient parler aux yeux de l'élève pendant qu'il suit la description orale, il est à craindre qu'un tel enseignement soit peu profitable. De là, la nécessité de ces planches murales de grandeur naturelle qui sont à la leçon parlée ce que les illustrations sont au livre imprimé.

Je ne pense pas que personne puisse contester leur utilité.

Le seul point sur lequel on puisse discuter, c'est la manière même dont doivent être comprises ces planches.

Les uns les veulent d'une exactitude anatomique scrupuleuse, aucun détail ne doit être omis, les moindres vaisseaux, les moindres nerfs doivent être représentés à leur place et dans leurs rapports avec les organes voisins. Dans ces conditions, la planche murale n'est qu'une figure d'atlas d'anatomie très amplifiée.

Telle n'est pas notre conception. Nous considérons que la planche d'anatomie élémentaire doit être faite en vue de leçons élémentaires. Depuis bientôt dix ans que nous enseignons à la fois dans une école supérieure de l'État et dans un établissement de la ville de Paris, nous nous sommes convaincus que l'abondance des détails est funeste pour les commençants.

Ils s'y perdent, ne distinguent plus l'organe dont il est

question, et le dégoût finit par les éloigner d'une étude qui autrement présentée eût pu devenir attrayante.

Pour nous, la planche murale doit être demi schématique : elle doit être conforme à la vérité, mais simplifiée.

En examinant les quinze figures de notre collection, on remarquera que chaque organe est mis nettement en relief, séparé des autres par sa teinte, tout en conservant ses rapports avec eux. Les inextricables treillis de veines et de nerfs (souvent soigneusement copiés dans un atlas ou dessinés d'imagination) sont absolument supprimés. Nous n'avons conservé que les vaisseaux qui ont un nom et les nerfs qui vont à un organe précis.

Il n'y a pas un point de l'anatomie ou de la physiologie qui ne puisse être traité élémentairement avec notre collection.

Dans les deux planches représentant le *squelette* et l'*écorché*, le maître et l'artiste trouveront deux figures faites d'après nature et scrupuleusement exactes.

La *digestion* pourra être complètement enseignée au moyen des deux grandes planches dont l'une représente les organes intacts à leur place dans le corps, et l'autre les organes ouverts et espacés les uns des autres. Dans la même figure on trouvera les origines de l'*absorption* veineuse et lymphatique.

Une figure représente le cœur en place, une autre montre le même organe ouvert et laisse voir ses valvules et ses cavités. Si l'on y joint la grande planche représentant les organes profonds et les gros vaisseaux, on aura amplement de quoi faire une leçon sur la *circulation*.

C'est encore dans les mêmes tableaux que l'on trouvera une vue des poumons, de la trachée, des bronches, de la cage thoracique, et du diaphragme en place plus que suffisante pour l'étude de la *respiration*. Les organes urinaires, l'appareil excréteur du foie, les glandes salivaires et pancréatiques se rencontrent à leur place, leurs conduits sont mis en évidence, ils serviront à l'étude de la *secrétion*.

Une planche spéciale est réservée à l'étude du *goût*, une autre à l'*ouïe*, une troisième à la *vue*. Le sens de l'*olfaction* a ses organes dans le nez. On trouvera la pituitaire, ses cornets et ses nerfs figurés dans un tableau particulier.

Nous avons apporté un soin tout spécial à la représentation des organes cérébraux. Rien ne paraît plus compliqué que le cerveau et rien n'est pourtant plus simple, Nous n'avons pas consacré moins de quatre figures à cet organe qui se trouve représenté par ses faces supérieure, inférieure, latérale et par sa coupe antéro-postérieure.

Le dernier point sur lequel nous devions insister est le mode même de fabrication de nos planches.

Nous nous sommes servis du procédé du *papier peint*. Il donne une vivacité de teintes, un relief dont n'approche aucun autre.

Il faut pour bien apprécier ces qualités se placer à quelques mètres des dessins, dans les conditions mêmes où les voient les auditeurs. Nous sommes certains qu'au point de vue artistique ils ne seront pas discutés.

Enfin un élément pourra toucher quelques personnes : le procédé du papier peint, s'il nécessite un matériel de planches très considérable, donne de telles facilités de tirage que notre collection est à la fois la plus complète (15 tableaux) et la moins chère qui soit en ce moment dans le commerce de la librairie.

H. J. P. R.

Planche I.

SQUELETTE.

1. Frontal.
2. Pariétal.
3. Occipital.
4. Temporal.
5. Arcade zygomatique.
6. Branche du maxillaire inférieur.
7. Orbite.
8. Fosses nasales.
9. Maxillaire supérieur.
10. Maxillaire inférieur.
11. Os malaire.
12. Vertèbres cervicales.
13. Clavicule.
14. Apophyse acromion.
15. Apophyse coracoïde.
16. Humérus.
17. Radius.
18. Cubitus.
19. Carpe.
20. Métacarpe.
21. Phalanges.
22. Phalangines.
23. Phalangettes.
24. Vraies côtes.
25. Fausses côtes.
26. Côtes flottantes.
27. Omoplate.
28. Sternum.
29. Appendice xiphoïde.
30. Vertèbres dorsales.
31. Vertèbres lombaires.
32. Sacrum.
33. Vertèbres coccygiennes.
34. Os iliaque.
35. Pubis.
36. Ischion.
37. Fémur.
38. Rotule.
39. Tibia.
40. Péroné.
41. Astragale.
42. Calcanéum.
43. Tarse.
44. Métatarse.
45. Phalanges.
46. Phalangines.
47. Phalangettes.

PLANCHE I.

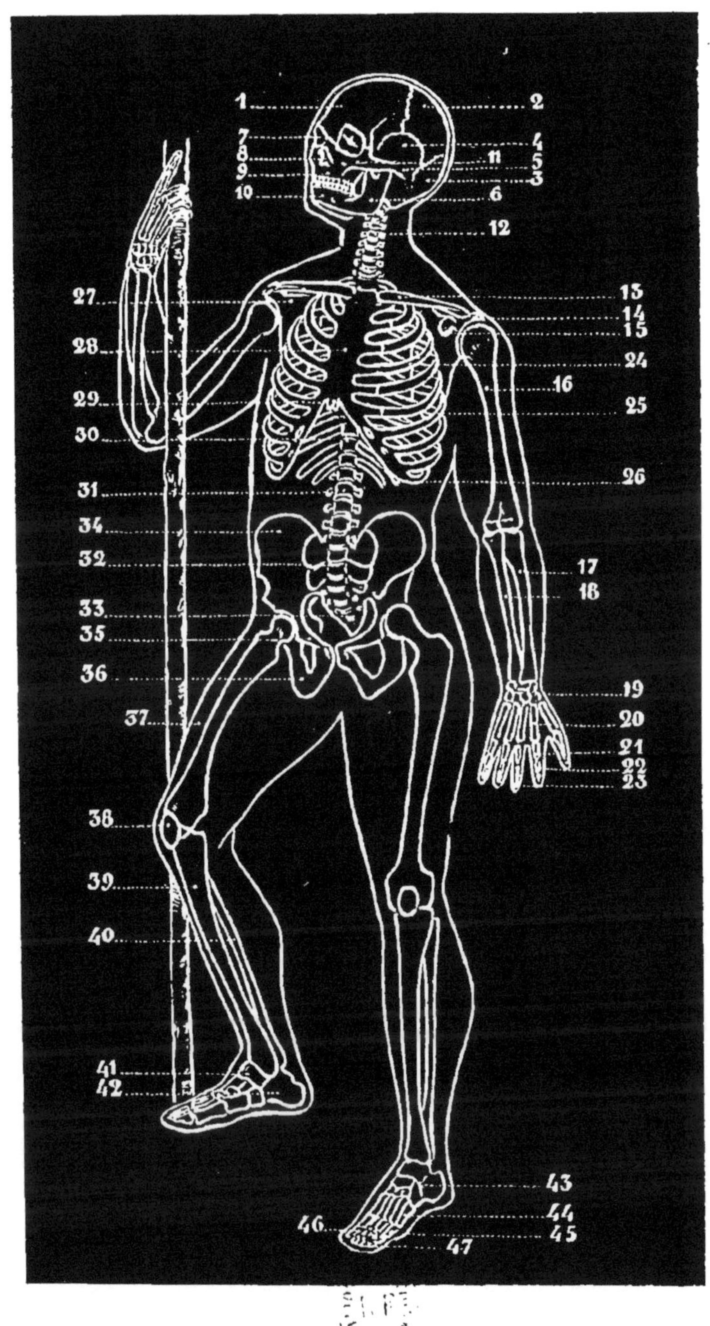

1
2
7
8
9
10
4
11
5
3
6
12
27
28
29
30
31
34
32
33
35
36
37
13
14
15
24
16
25
26
17
18
19
20
21
22
23
38
39
40
41
42
43
44
45
46
47

PLANCHE II.

ÉCORCHÉ.

1. Muscle frontal.
2. M. orbiculaire des paupières.
3. M. élévateur commun de l'aile du nez et de la lèvre supérieure.
4. M. orbiculaire des lèvres.
5. M. carré du menton.
6. Muscle temporal.
7. Muscle occipital.
8. Grand zygomatique.
9. Muscle masséter.
10. M. trapèze.
11. M. sterno-cléido-mastoïdien.
12. M. omoplat-hyoïdien.
13. M. sterno-hyoïdien.
14. Deltoïde.
15. Grand pectoral.
16. M. biceps.
17. M. brachial antérieur.
18. M. long supinateur.
19. M. grand palmaire.
20. M. cubital antérieur.
21. M. rond pronateur.
22. M. 1er radial externe.
23. M. court abducteur du pouce.
24. Tendons des fléchisseurs superficiel et profond.
25. M. court fléchisseur du petit doigt.
26. M. extenseur commun des doigts.
27. M. cubital antérieur.
28. M. triceps.
29. M. biceps.
30. M. droit abdominal.
31. M. grand dorsal.
32. M. grand dentelé.
33. M. grand oblique.
34. M. grand fessier.
35. M. vaste externe.
36. M. droit antérieur.
37. M. vaste interne.
38. M. couturier (portion inférieure).
39. M. droit interne.
40. M. couturier.
41. M. demi-membraneux.
42. M. jumeaux.
43. Tendons du long extenseur des orteils.
44. M. jambier antérieur.
45. M. long extenseur commun des orteils.

PLANCHE II.

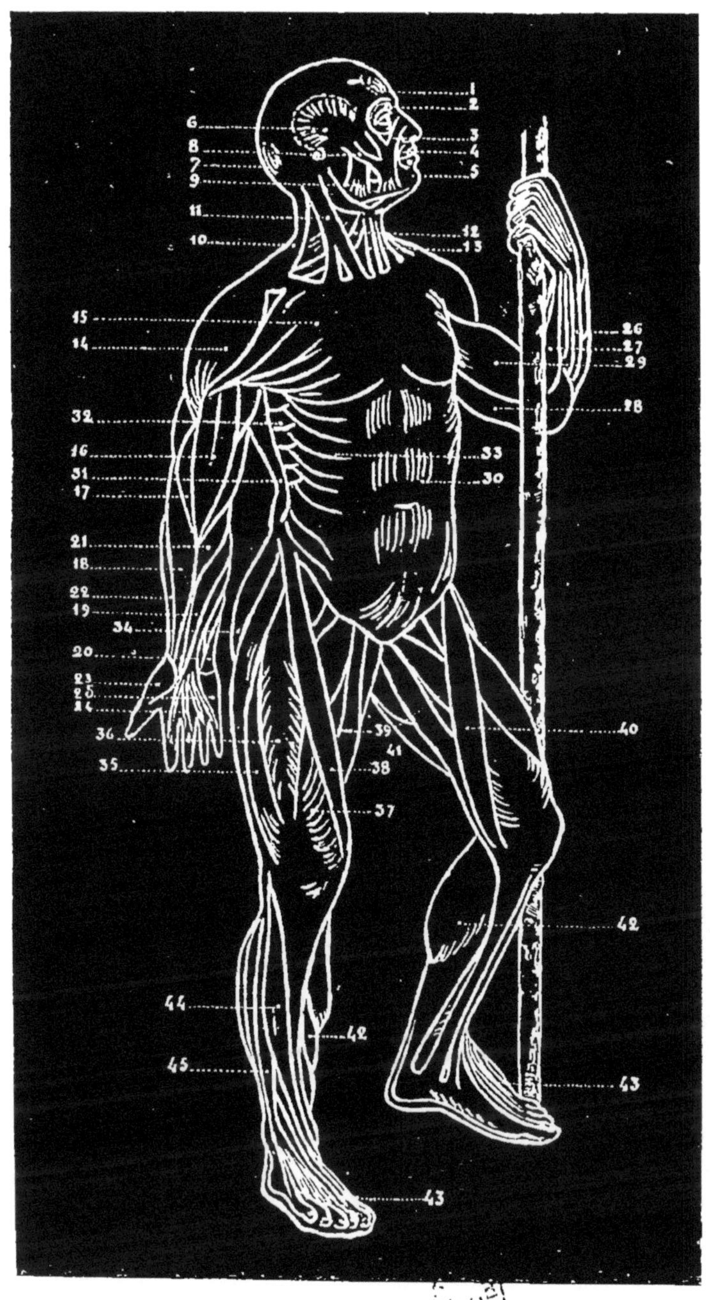

1
2
6
3
8
4
7
5
9
11
12
10
13
15
26
14
27
29
32
28
16
33
31
30
17
21
18
22
19
34
20
23
25
24
36
39
40
41
35
38
37
42
44
42
45
43
43

**

PLANCHE III.

THORAX ET ABDOMEN.
ORGANES SUPERFICIELS.

1. Glande parotide.
2. Glande parotide accessoire.
3. Canal salivaire de Sténon.
4. Muscle masséter.
5. Muscle cléido-hyoïdien.
6. Cartilage cricoïde.
7. Veine sous-clavière gauche.
8. Veine jugulaire externe gauche.
9. Veine jugulaire interne gauche.
10. Veine sous-clavière gauche.
11. Tronc veineux brachio-céphalique.
12. Veine sous-clavière droite.
13. Veine jugulaire externe.
14. Veine jugulaire interne.
15. Artère sous-clavière droite.
16. Artère carotide droite primitive.
17. Artère sous-clavière gauche.
18. Artère carotide gauche primitive.
19. Veine cave supérieure.
20. Crosse de l'aorte.
21. Artère pulmonaire.
22. Poumon gauche.
23. Poumon droit.
24. Ventricule droit.
25. Ventricule gauche.
26. Artère et veine coronaires.
27. Péricarde.
28. Diaphragme.
29. Foie.
30. Vésicule biliaire.
31. Estomac.
32. Rate.
33. Côlon transverse.
34. Côlon ascendant.
35. Cæcum.
36. Appendice cæcal.
37. S. du côlon. Côlon descendant.
38. Intestin grêle.

PLANCHE III.

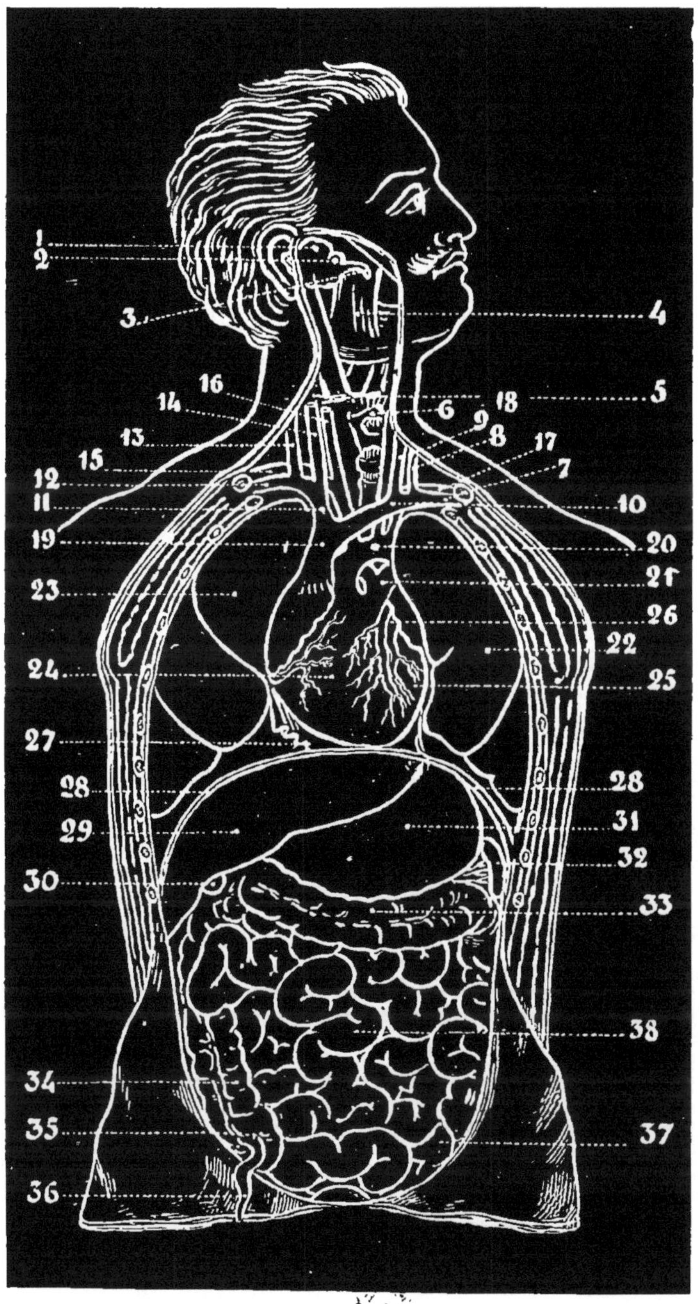

1
2
3
4
5
16
14
13
15
12
11
19
6
18
9
8
17
7
10
20
21
23
26
22
24
25
27
28
28
29
31
32
30
33
38
34
35
37
36

PLANCHE IV.

THORAX ET ABDOMEN.
ORGANES PROFONDS.

1. Lymphatiques frontaux.
2. Grande veine lymphatique.
3. Oreille.
4. Ganglions parotidiens.
5. Ganglions sous-maxillaires.
6. Veine cave supérieure.
7. Veine sous-clavière droite.
8. Veine jugulaire externe droite.
9. Veine jugulaire interne droite.
10. Veine jugulaire interne gauche.
11. Veine jugulaire externe gauche.
12. Crosse de l'aorte.
13. Tronc brachio-céphalique.
14. Artère sous-clavière droite.
15. Artère carotide primitive.
16. Artère carotide gauche.
17. Veine cave supérieure.
18. Aorte.
19. Cœur (en pointillé).
20. Artère et veine intercostales.
21. Foie.
22. Vésicule biliaire.
23. Canal hépatique.
24. Canal cystique.
25. Canal cholédoque.
26. Tronc de la veine porte.
27. Veine cave inférieure.
28. Aorte abdominale.
29. Artère splénique.
30. Artère hépatique.
31. Tronc cœliaque.
32. Rate.
33. Capsule surrénale.
34. Rein gauche.
35. Artère renale.
36. Uretère.
37. Fosse iliaque.
38. Muscle psosas.
39. Artère iliaque externe.
40. Veine iliaque interne
41. Veine iliaque externe.
42. Vessie urinaire.
43. Substance corticale.
44. Sommets des pyramides entourés de leur calice.

PLANCHE IV.

1
3
4
5
2
9
15
8
10
14 V
11
16
7
13
17
6
12
18
19
20
17
23
26
22
30
24
32
31
25
29
33
21
27
34
44
35
43
28
36
38
37
40
39
41
42

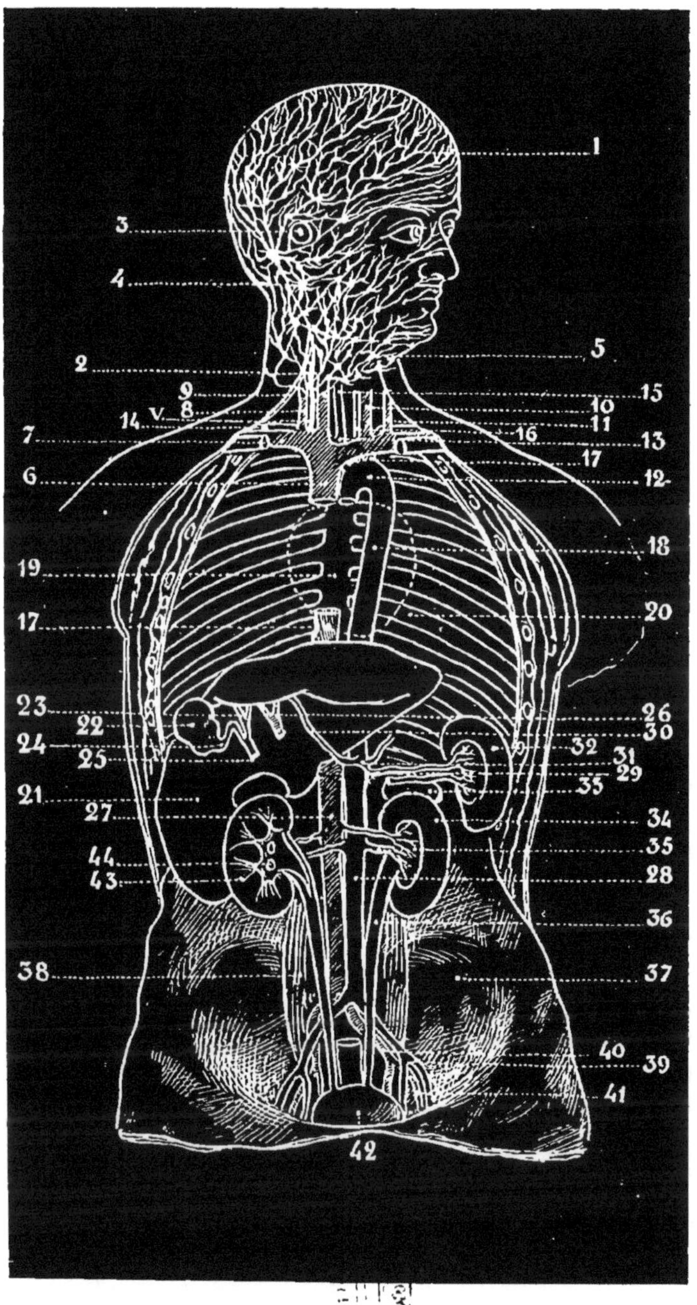

PLANCHE V.

GRAND SCHÉMA DE LA DIGESTION.

1. Circonvolutions cérébrales.
2. Cervelet.
3. Os frontal (sinus frontal
4. Bulbe du nerf olfactif.
5. Épanouissement en filets du réseau du nerf olfactif.
6. Maxillaire supérieur.
7. Sinus sphénoïdal.
8. Lèvres.
9. Maxillaire inférieur.
10. Os hyoïde.
11. Pharynx.
12. Orifice de la trompe d'Eustache.
13. Amygdales.
14. Epiglotte.
15. Larynx.
16. Cartilage cricoïde.
17. Veine cave supérieure.
18. Veine sous-clavière droite.
19. Veine jugulaire externe droite.
20. Veine jugulaire interne droite.
21. Veine sous-clavière gauche.
22. Veine jugulaire interne gauche.
23. Veine jugulaire externe gauche.
24. Canal thoracique.
25. Suite du canal thoracique.
26. Estomac.
27. Œsophage et cardia.
28. Pylore.
29. Foie.
30. Vésicule biliaire.
31. Canal hépatique.
32. Canal cystique.
33. Canal cholédoque.
34. Tronc de la veine porte.
35. Veine porte.
36. Conduit principal du canal de Wirsung.
37. Conduit accessoire.
38. Pancréas.
39. Vaisseaux chylifères et ganglions mésentériques.
40. Mésentère.
41. Intestin grêle.
42. Côlon ascendant.
43. Cæcum.
44. Appendice vermiculaire du cæcum.
45. Iléon.
46. Valvule iléo-cæcale ou valvule de Bauhin.
47. Côlon transverse.
48. Côlon descendant.
49. S. du côlon.
50. Rectum.

PLANCHE V.

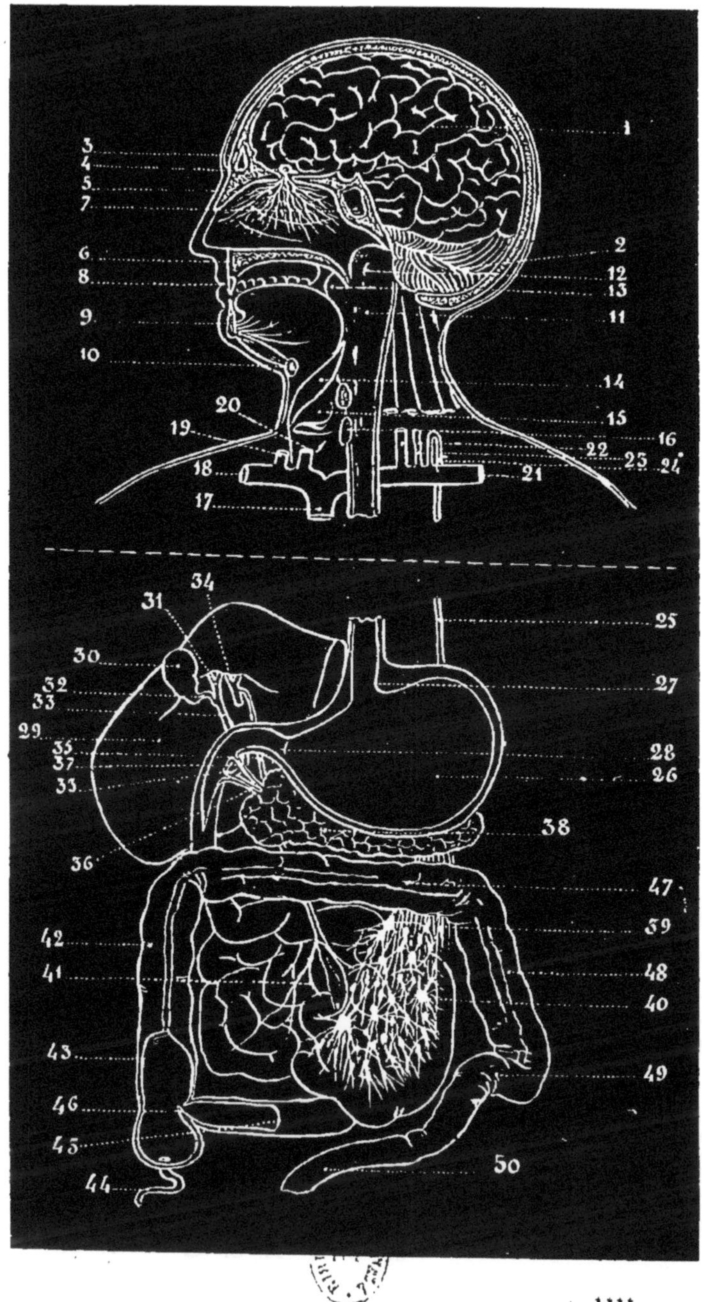

1
2
3
4
5
6
7
8
9
10
11
12
13
14
15
16
17
18
19
20
21
22
23
24
25
26
27
28
29
30
31
32
33
34
35
36
37
38
39
40
41
42
43
44
45
46
47
48
49
50

Planche VI.

DENTITION.

1. } 2 Incisives.
2. }
3. Canine.
4. } 2 petites molaires.
5. }
6. }
7. } 3 grosses molaires.
8. }
9. Maxillaire supérieur.
10. } Dents en évolution.
11. }
12. 4 Incisives.
13. 2 Canines.
14. 4 petites molaires.
15. 6 Grosses molaires.
16. Os palatin.
17. Épine nasale postérieure.
18. Rameaux sous-orbitaires du maxillaire supérieur.
19. Nerf dentaire inférieur et branche mentonnière.
20. Nerf maxillaire supérieur. Branche sous-orbitaire.
21. Nerf maxillaire inférieur.
22. Filets dentaires.

PLANCHE VI.

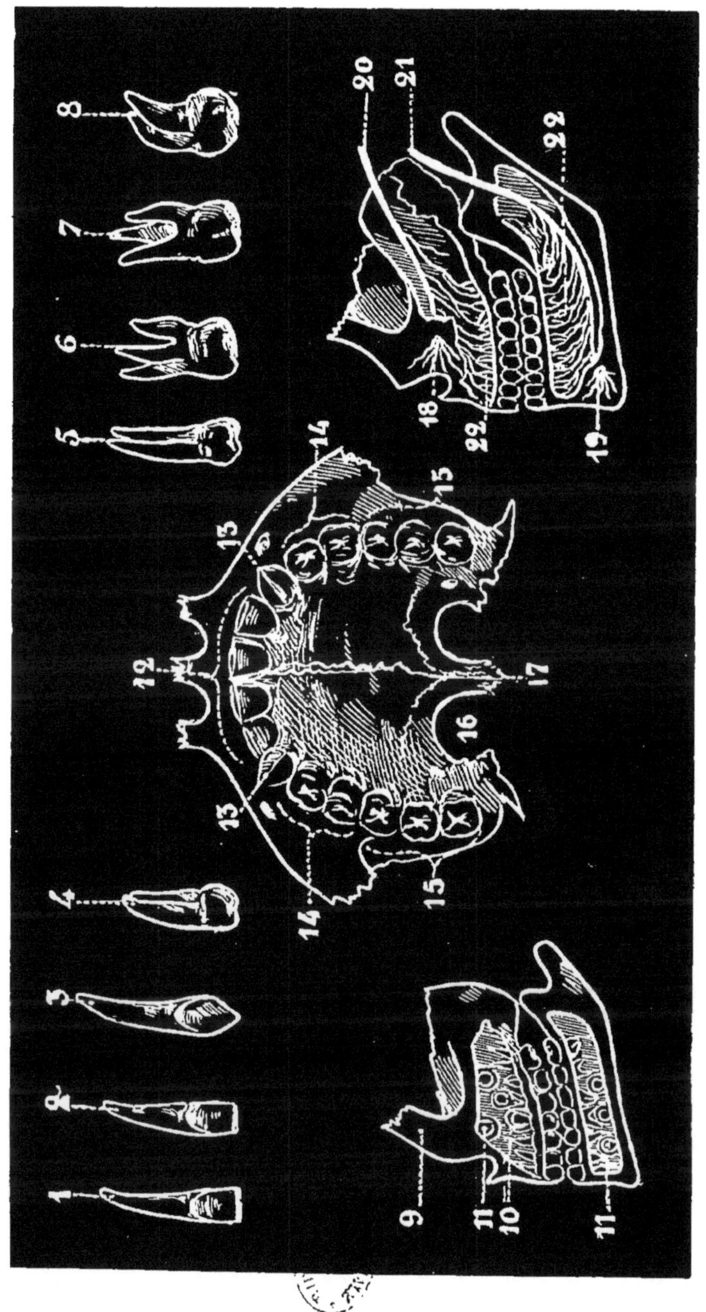

COEUR.

VENTRICULE DROIT.

1. Oreillette gauche.
2. Oreillette droite.
3. Veine cave supérieure.
4. Artère pulmonaire.
5. Valvule sigmoïde.
6. Infundibulum.
7. } Piliers de la valvule
8. } tricuspide.
9. Valvule tricuspide.

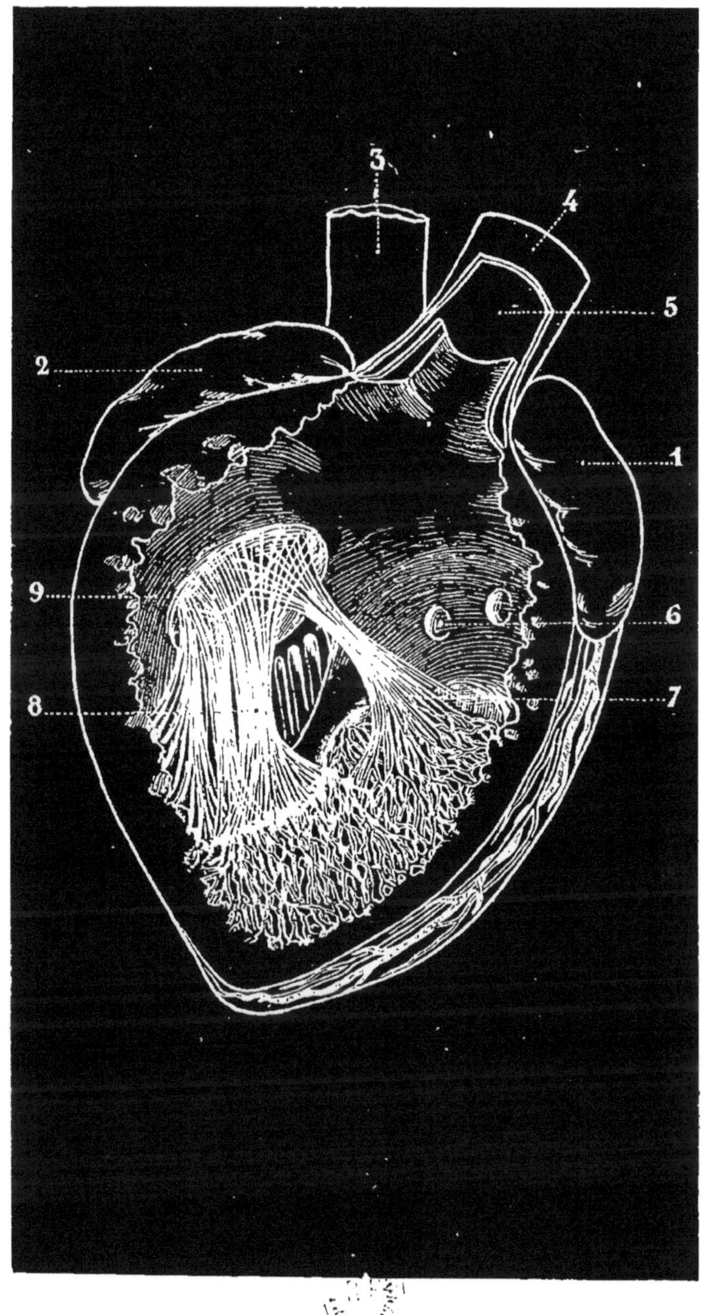
3
4
5
2
1
9
6
8
7

Planche VIII.

LARYNX.

1. Os hyoïde.
2. Membrane thyro-hyoïdienne.
3. Cartilage thyroïde.
4. Cartilage cricoïde.
5. Anneau cartilagineux de la trachée.
6. Ligament fibreux.
7. Trachée artère.
8. Ligamentscrico-thyroïdiens latéraux.
9. Membrane crico-thyroïdienne.
10. Membrane hyo-thyroïdienne.
11. Épiglotte.
12. Cartilage arythénoïde.
13. Muscle arythénoïdien.
14. Muscle crico-arythénoïdien postérieur.
15. Ligament crico-thyroïdien.
16. Grande corne du thyroïde.
17. Paroi membraneuse de la trachée.
18. Grande corne du cartilage thyroïde.
19. Épiglotte.
20. Cartilage thyroïde.
21. Cartilage arythénoïde.
22. Cartilage corniculé.
23. Cartilage cricoïde.
24. Glotte.

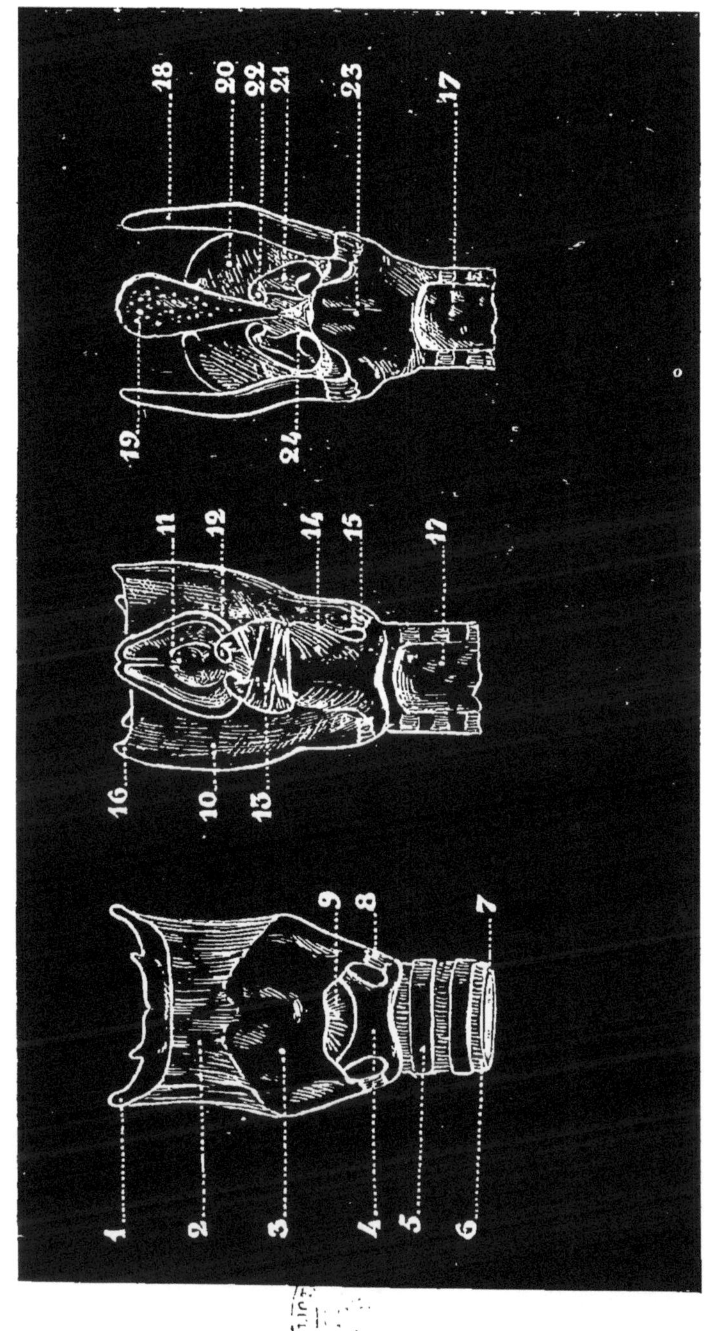
1
2
3
4
5
6
7
8
9
10
11
12
13
14
15
16
17
18
19
20
21
22
23
24

PLANCHE IX.

LANGUE.

1. Épiglotte.
2. Repli glosso-épiglottique médian.
3. Amygdales.
4. Papille caliciforme occupant le trou borgne. (V Lingual.)
5. Papilles caliciformes. (V Lingual.)
6. Papilles fongiformes.
7. Papilles corolliformes.
8. Pointe ou sommet de la langue.
9. Dents du maxillaire inférieur.
10. Lèvre inférieure.

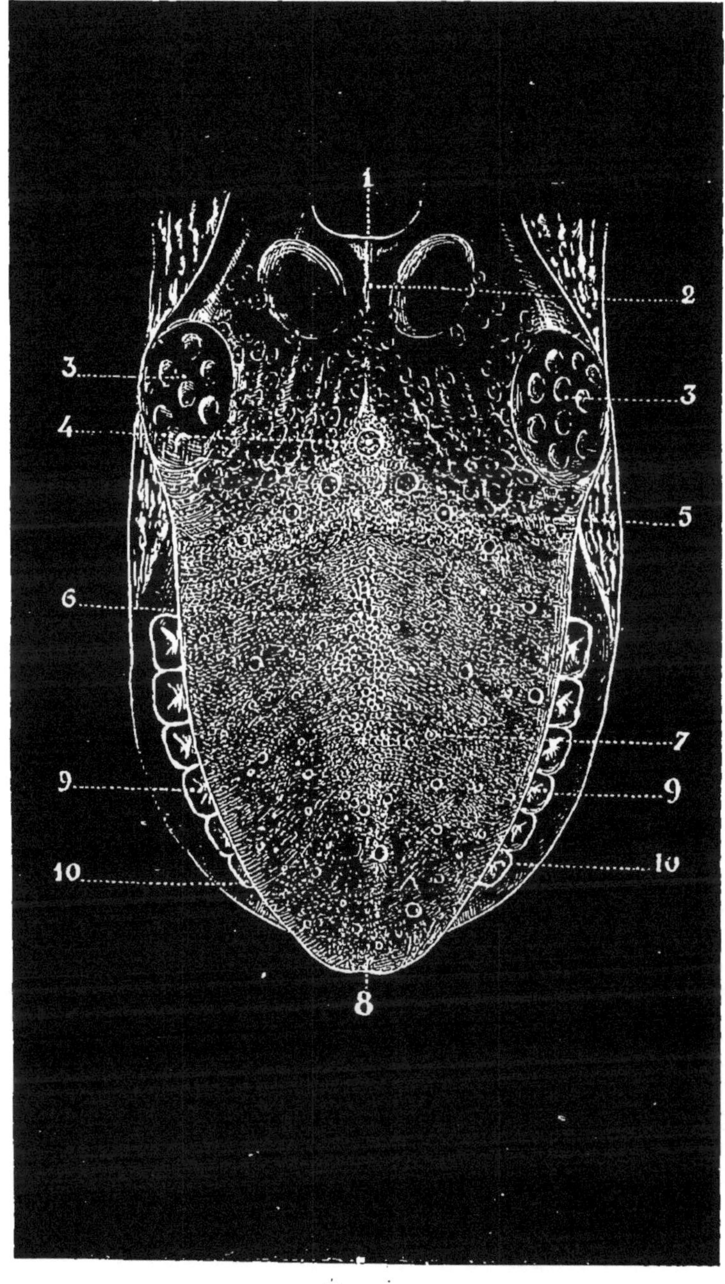
1
2
3
3
4
5
6
7
9
9
10
10
8

Planche X.

OREILLE.

1. Pavillon (cartilage hélix).
2. Anthélix.
3. Tragus.
4. Antitragus.
5. Lobule de l'oreille.
6. Conduit auditif externe.
7. Apophyse styloïde.
8. Trompe d'Eustache.
9. Temporal.
10. Osselets de l'oreille.
11. Canaux semi-circulaires.
12. Limaçon.
13. Nerf acoustique.
14. Caisse du tympan.
15. Marteau.
16. Enclume.
17. Étrier.
18. Os lenticulaire.
19. Apophyse grêle du marteau.
20. Manche du marteau.
21. Tête du marteau.
22. Enclume.
23. Longue branche de l'enclume.
24. Os lenticulaire.
25. Étrier.
26. Canaux semi-circulaires.
27. Fenêtre ovale.
28. Limaçon.

PLANCHE X.

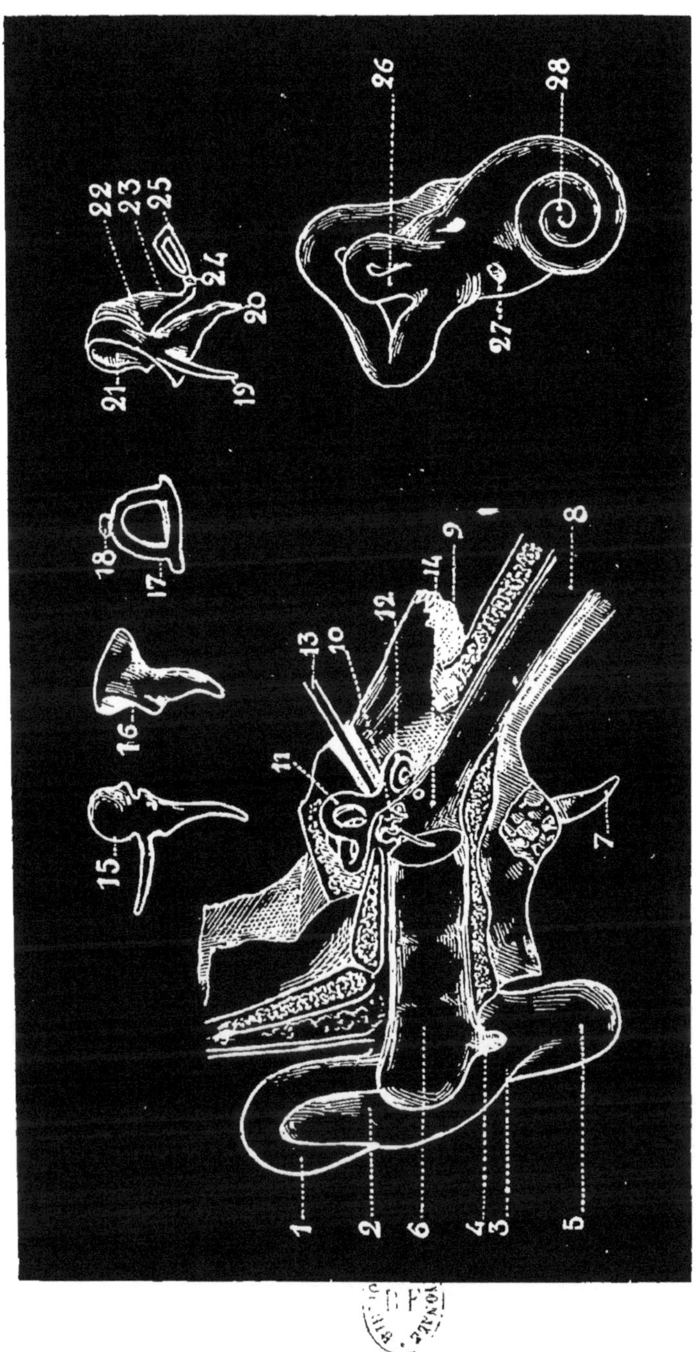

Planche XI.

COUPE DE L'OEIL.

1. Epithélium qui recouvre la cornée.
2. Cornée.
3. Chambre antérieure (humeur aqueuse).
4. Iris.
5. Pupille.
6. Coupe du canal de Schlemm.
7. Coupe de la portion circulaire du muscle ciliaire.
8. Procès ciliaire.
9. Zone de Zinn.
10. Artères de la rétine.
11. Cristallin.
12. Rétine.
13. Choroïde.
14. Sclérotique.
15. Nerf optique.
16. Artère centrale de la rétine.
17. Muscle droit supérieur.
18. Muscle droit inférieur.
19. Conjonctive.
20. Membrane hyaloïde.

PLANCHE XI

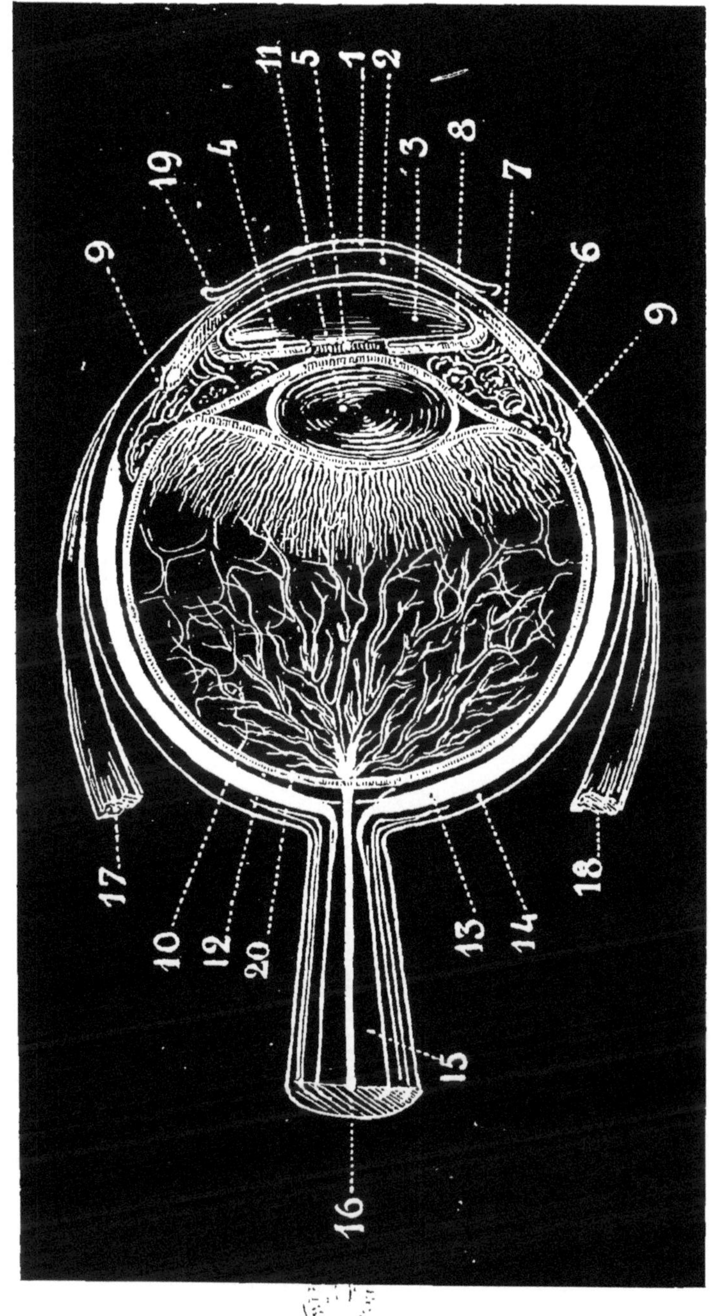

PLANCHE XII.

MUSCLES DE L'OEIL.

1. Sinus frontal.
2. Os du nez.
3. Corne.
4. Iris.
5. Maxillaire supérieur.
6. Globe de l'œil.
7. Muscle petit oblique.
8. Muscle grand oblique.
9. Poulie.
10. Portion réfléchie du grand oblique.
11. Muscle droit supérieur.
12. Muscle droit externe.
13. Muscle droit inférieur.
14. Muscle droit interne.
15. Tissu graisseux de l'orbite.
16. Diploé.

PLANCHE XII.

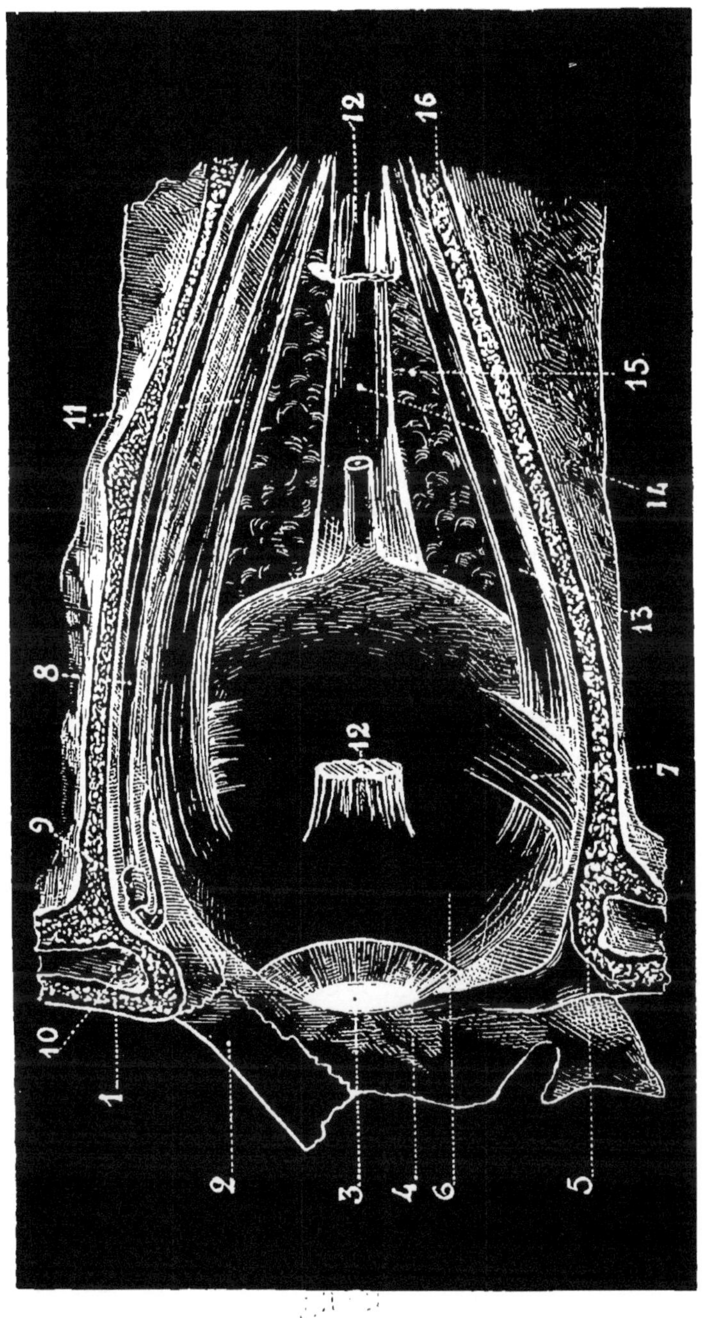

Planche XIII.

CERVEAU, FACE SUPÉRIEURE.

1. Sommet du nez.
2. Sourcils.
3. Sinus frontal.
4. Grande scissure inter-hémisphérique.
5. Circonvolution frontale interne, côté droit.
6. Circonvolution frontale moyenne, côté droit.
7. Circonvolution frontale externe ou 3e circon-convolution.
8. Circonvolution frontale interne, côté gauche.
9. Circonvolution frontale moyenne, côté gauche.
10. Circonvolution frontale externe, côté gauche.
11. Circonvolution pariétale antérieure, côté gauche.
12. Circonvolution pariétale postérieure, côté gauche.
13. Scissure de Rolando.
14. Circonvolution pariétale antérieure, côté droit.
15. Circonvolution pariétale postérieure, côté droit.
16. Circonvolutions occipitales.
17. Pie mère.
18. Arachnoïde.
19. Dure mère.

PLANCHE XIII.

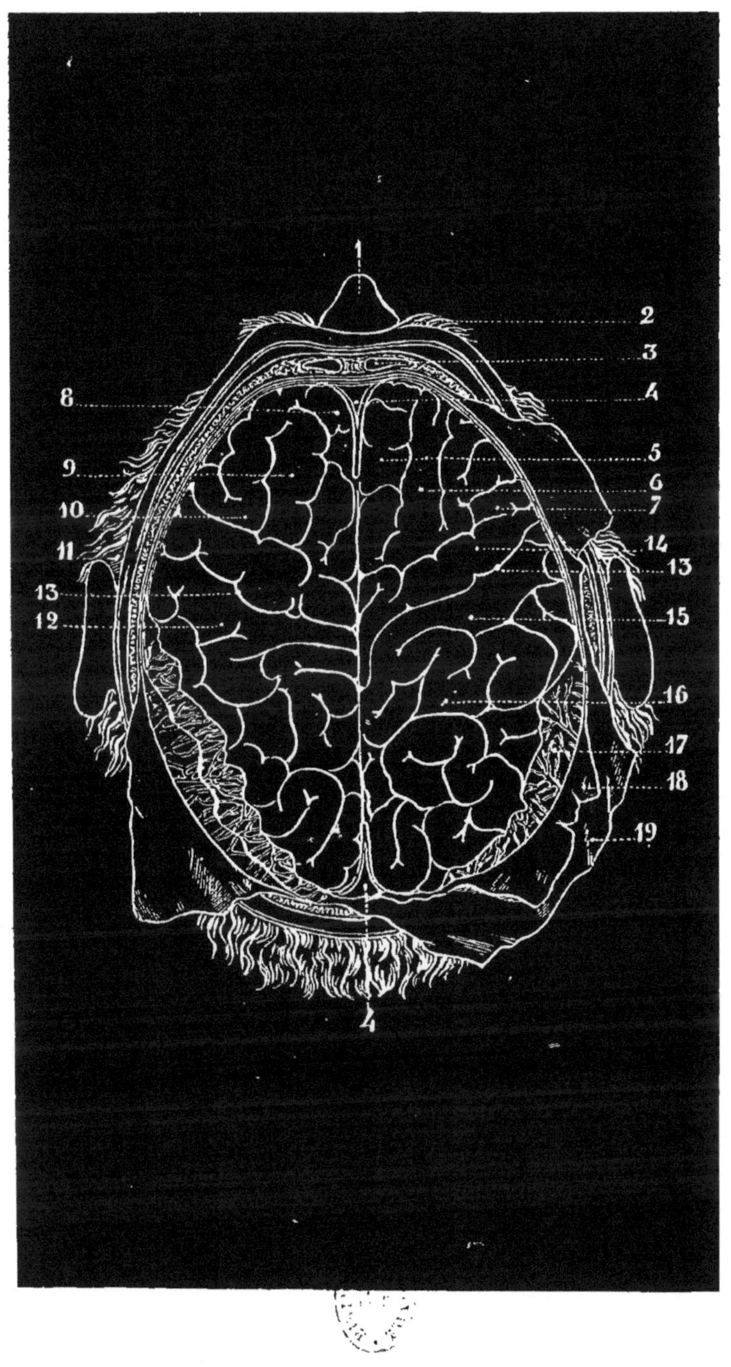

CERVEAU, BASE.

1. Extrémité antérieure de la scissure médiane.
2. Circonvolutions de la face inférieure du lobe frontal.
3. Partie sphénoïdale du lobe postérieur.
4. Partie occipitale du lobe postérieur.
5. Nerf olfactif.
6. Corps pituitaire.
7. Chiasma des nerfs optiques.
8. Tubercules mamillaires.
9. Pédoncules cérébraux.
10. Protubérance annulaire.
11. Sillon médian du bulbe.
12. Pyramides antérieures.
13. Corps olivaire.
14. Corps restiforme.
15. Hémisphère cérébelleux.
16. Deuxième paire cervicale.
17. Troisième paire cervicale.
18. Nerf pathétique.
19. Nerf moteur oculaire commun.
20. Nerf trijumeau.
21. Nerf moteur oculaire externe.
22. Nerf facial.
23. Nerf de Wrisberg.
24. Nerf acoustique.
25. Nerf glosso-pharyngien.
26. Nerf pneumogastrique.
27. Nerf grand hypoglosse.
28. Nerf spinal.

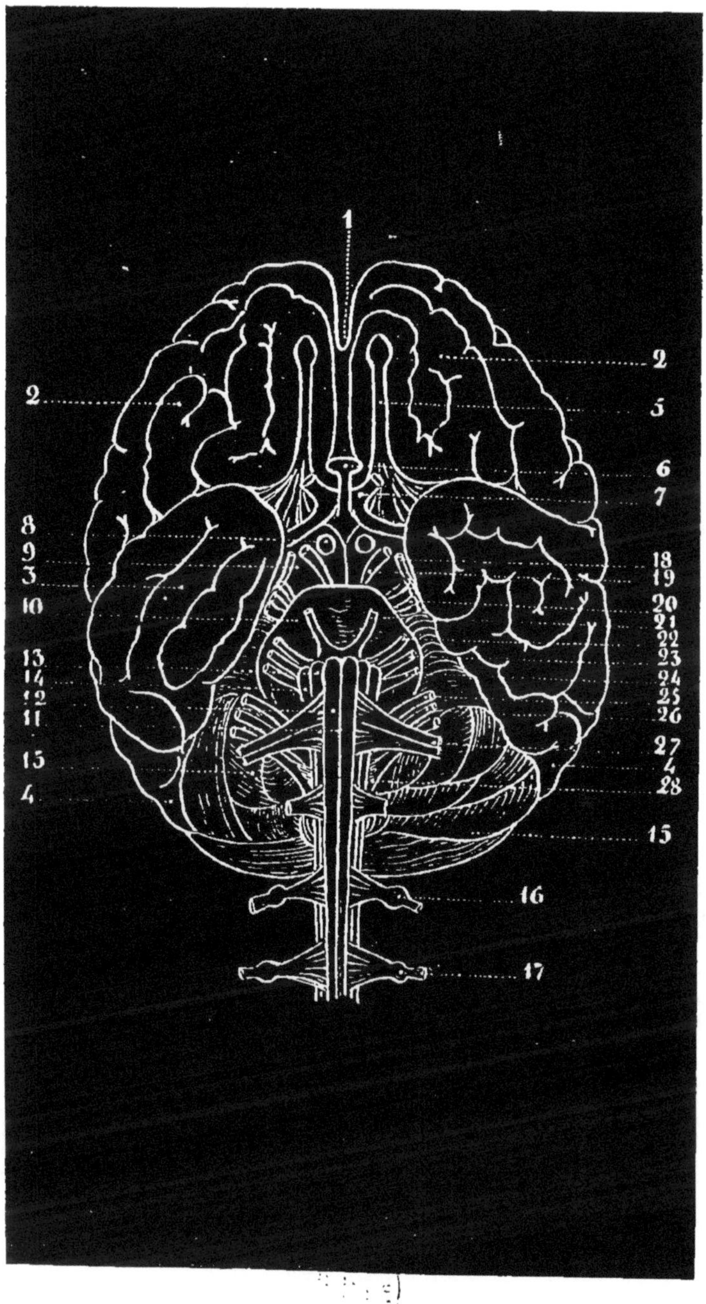
1
2
2
5
6
7
8
9
3
10
18
19
20
21
22
23
24
25
26
13
14
12
11
27
4
13
4
28
15
16
17

PLANCHE XV.

COUPE DU CERVEAU.

1. Os frontal.
2. Sinus frontal.
3. Plancher ethmoïdal du crâne.
4. Cornet supérieur.
5. Cornet moyen.
6. Cornet inférieur.
7. Narine.
8. Maxillaire supérieur.
9. Dents.
10. Langue.
11. Maxillaire inférieur.
12. Muscle génio-hyoïdien.
13. Coupe de l'os hyoïde.
14. Epiglotte.
15. Ventricule du larynx.
16. Larynx.
17. Œsophage.
18. Orifice de la trompe d'Eustache.
19. Amygdales.
20. Luette.
21. Pilier du voile du palais.
22. Base de la langue.
23. Coupe des sept corps des vertèbres cervicales.
24. Racine des paires de nerfs cervicales.
25. Coupes des apophyses épineuses des vertèbres cervicales.
26. Muscles de la nuque.
27. Occipital.
28. Pariétal.
29. Dure mère.
30. Circonvolution du corps calleux.
31. Corps calleux.
32. Coupe de la toile choroïdienne.
33. Trigone cérébral.
34. Cloison transparente.
35. 3e ventricule ou ventricule moyen.
36. Glande pinéale.
37. Tubercules quadrijumeaux.
38. Coupe de la protubérance annulaire.
39. Ventricule du cervelet ou 4e ventricule.
40. Coupe du cervelet.
41. Coupe du bulbe rachidien
42. Trou de Monro.
43. Corps pituitaire.
44. Coupe de la commissure grise du ventricule moyen.

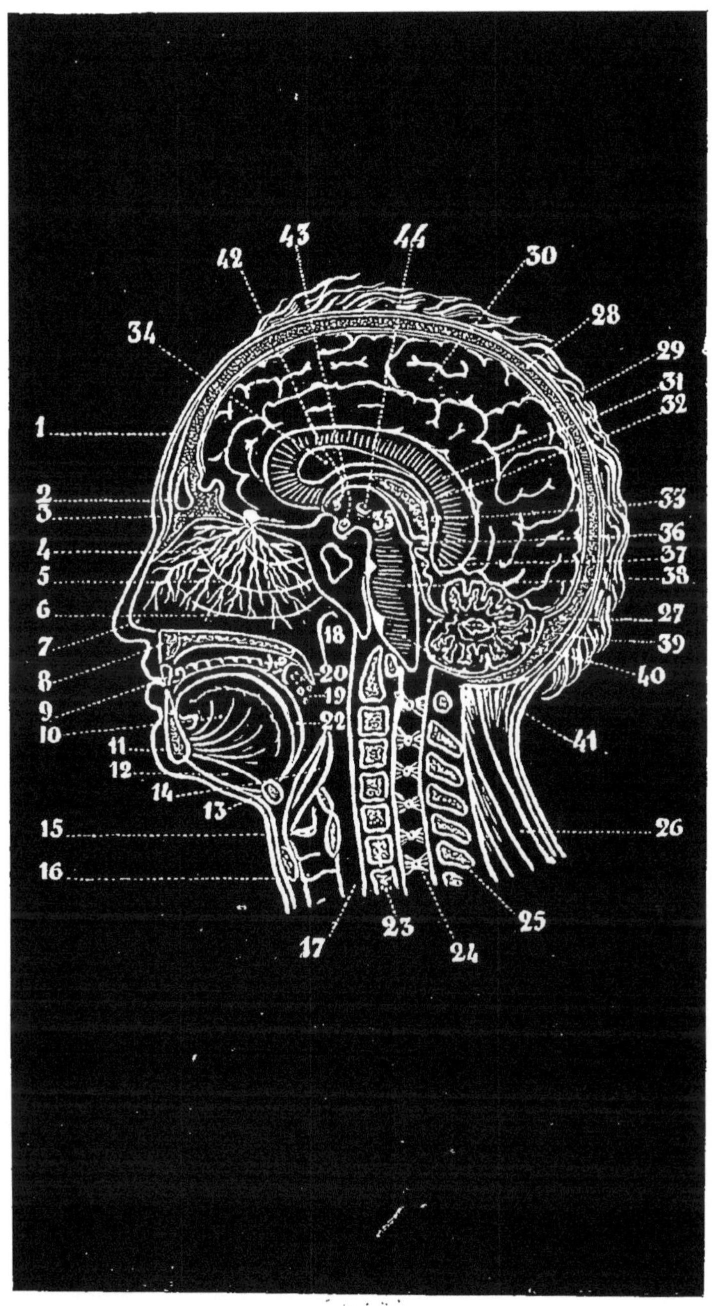
43
44
42
30
28
34
29
31
32
1
2
3
33
35
36
4
37
5
38
6
27
18
39
7
20
8
40
19
9
22
10
41
11
12
14
13
15
26
16
25
23
17
24

www.ingramcontent.com/pod-product-compliance
Ingram Content Group UK Ltd.
Pitfield, Milton Keynes, MK11 3LW, UK
UKHW022148190726
13855UKWH00004B/1384

9 782013 481847